AF297510

DE
LA FLAMME

A PETITES DIMENSIONS

EMPLOYÉE CONTRE

LA DOULEUR, LA DÉBILITÉ, LA TORPEUR, ETC.,

PAR

Louis-François GONDRET,

Docteur en médecine de la Faculté de médecine de Paris, Fondateur de la Clinique des affections *cérébro-sensoriales et spinales* à l'Hôtel-Dieu de Paris, pendant les années 1831, 1832 et 1833, Médecin honoraire des Dispensaires de la Société Philanthropique, Médecin consultant de l'Institution royale des Jeunes Aveugles, etc.
Auteur de la *Pommade ammoniacale*, etc.; du *Scarificateur français*, de la *Pompe aspirante* et de *Ventouses de formes très variées*, d'un Traité de la Dérivation, du Traitement de *la Cataracte sans opération*, etc.; Membre de plusieurs Sociétés savantes.

J'ai le bonheur d'indiquer avec confiance, dans l'intérêt de l'humanité, un remède à la fois facile, efficace, économique, etc.

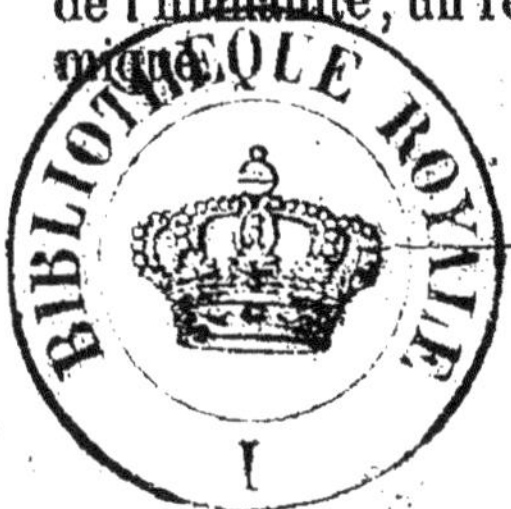

A PARIS,

Chez L'AUTEUR, *rue Saint-Honoré*, N° 367,
Et chez JUST ROUVIER et LEBOUVIER, Libraires,
Rue de l'École-de-Médecine, N° 8.

1843.

IMPRIMERIE DE A. APPERT,
PASSAGE DU CAIRE, 54.

AVANT-PROPOS.

L'accueil honorable que les corps savants et les médecins particulièrement ont fait à la Pommade ammoniacale et à ses dérivés, l'éther ammoniacal et l'alkool ammonia cal, au Scarificateur, à la Pompe aspirante et aux différentes formes de ventouses que j'ai proposées il y a vingt-cinq ans, à l'académie des sciences, ou qui ont été formulées depuis sur ces modèles; enfin, la confiance entière dont les médecins m'ont honoré pendant les deux années de mon service à l'Hôtel-Dieu de Paris, et la défense éclairée qu'ils ont faite de mes œuvres dans cet hôpital, dans l'intérêt de la science et de l'humanité, tous ces titres sont autant de gages qui me donnent l'espérance flatteuse d'obtenir leur suffrage pour cette nouvelle communication. — Bien que le remède puisse être, en général, employé par le malade ou par l'assistant, à l'invasion de la maladie, il n'en est pas moins certain que le médecin, seul, peut le diriger, avec les lumières nécessaires pour en obtenir la plus grande valeur possible, comme pour fixer la science à cet égard.

Note communiquée par le Docteur GONDRET *à l'Académie royale des Sciences, et insérée dans le Compte rendu de ses séances, le 20 juin 1842.*

———

De la flamme, à petites dimensions, appliquée médiatement ou immédiatement sur la peau, par le moyen d'une allumette de bois, de papier, etc. en ignition :

1° Mise en contact presque immédiat avec la peau, d'une manière rapide et transcurrente, la flamme paraît attirée vers la peau et ne produit point de douleur ; elle fait une impression de chaleur ; elle dissipe l'humidité de la peau, et excite légèrement l'action nerveuse et l'action musculaire ; c'est une espèce d'ondée de feu que l'on peut augmenter à volonté, en réunissant plusieurs allumettes en ignition à une de leurs extrémités. Il faut avoir soin d'enlever le charbon qui tombe sur la peau, afin d'éviter la douleur qui pourrait résulter de son séjour. Ce procédé ne laisse aucune marque sur la peau : quelquefois, et en réitérant son application, la peau peut devenir rouge instantanément.

2º La flamme, étant instantanément mise en contact avec la peau, produit une douleur assez vive qui s'évanouit aussi rapidement qu'elle est venue. Cette flamme détermine souvent une petite trace rougeâtre ou jaunâtre, qui s'efface au bout de quelques jours. Chez quelques personnes, il survient une petite ampoule qui disparaît également en peu de temps.

EFFETS DE LA FLAMME.

Presque toujours, l'usage instantané de la flamme *amoindrit ou dissipe assez promptement* :

1º La douleur naissante qui se rapporte au rhumatisme, à la goutte, à la crampe, au catharre, à l'inflammation et à l'aura epileptica.

2º La débilité provenant de la fatigue, de l'asphyxie, de la paralysie et de l'âge;

3° L'engourdissement ou la torpeur.

Lorsque les symptômes sont anciens, les effets de la flamme sont moins prononcés;

cependant il est rare qu'il n'y ait pas de soulagement. La persévérance des malades a fait réaliser des guérisons auxquelles j'étais loin de m'attendre. Je ne connais que très peu d'exceptions à un amendement quelconque. Or, mon expérience, à l'égard de la flamme, ne date que de cinq ans, et il n'y a guère qu'une année que le remède se propage dans la société. Connaissant aussi, par expérience, toutes les ressources de l'opposition en médecine pour égarer le public sur la valeur d'une médication, j'ai attendu, pour faire part au monde savant de mes derniers travaux sur le calorique, que le public fût mis par moi en état de justifier lui-même la prescription, et fort heureusement je suis sûr d'avoir atteint ce but important à quelques égards.

La flamme me paraît avoir la propriété d'offrir un secours, franc de tout inconvénient, dans beaucoup de circonstances morbides, par tous pays et avant l'arrivée du médecin.

Les effets physiologiques de la flamme me semblent comparables, sous plusieurs rapports, à ceux que produit l'électricité par la cuve de Volta.

Ayant asphyxié deux lapins par des chocs

imprimés sur l'occiput, j'abandonnai l'un d'eux aux suites de la contusion, et il mourut ; tandis que l'autre fut promptement rétabli par la flamme dirigée sur les différents points de la colonne vertébrale. Ce résultat est donc identique à ceux que, dans les mêmes circonstances d'asphyxie, j'ai publiés il y a vingt ans, au moyen de l'électricité voltaïque, ou de la ventouse scarifiée à la nuque. (*Traité de la Dérivation.*)

Le 2 janvier 1843, j'ai adressé à l'Académie royale des sciences plusieurs observations d'affections aiguës ou chroniques, dans lesquelles la flamme, appliquée par les malades eux-mêmes, avait produit des effets favorables. Chez quelques malades, le succès a eu lieu après des tentatives infructueuses d'autres remèdes employés rationnellement.

L'Académie des sciences a jugé à propos de nommer une commission composée de deux savants, MM. Magendie et Breschet, qu'elle a chargés de faire un rapport sur les effets de la flamme.

J'attendrai avec confiance et respect le jugement de la commission sur les effets physiologiques et thérapeutiques de la flamme ; mais, sachant combien sont multipliées les occupations de MM. les membres de l'Académie des sciences (il y a trois ans que j'ai lu dans le sein de cette société un Traité de la pression atmosphérique sur lequel la commission, nommée *ad hoc*, ne s'est pas encore prononcée); je publie actuellement d'autres faits qui viendront à l'appui de ceux que j'ai adressés à cette illustre société, afin de faire jouir, par anticipation, les médecins et le public de ce sujet de mes méditations et de mon expérience.

DE LA FLAMME

A

PETITES DIMENSIONS.

Les découvertes dues au génie des Galilée, des Descartes, des Newton et des successeurs de ces grands hommes, ont soulevé en partie le voile qui couvre les opérations de la nature. Pénétré de cette vérité, Bichat en a fait le principal point de vue de la médecine. — *Il se demande qui est-ce qui régit le corps de l'homme et des animaux ?* — Nous trouvons dans ses écrits la réponse suivante ; ce sont :

1º Les lois physiques,

2º Les lois vitales.

Malheureusement, pour la science, une mort prématurée l'a empêché de développer ces deux textes. Ces principes ont été depuis tellement oubliés, que, faute de lire ses ouvrages, beaucoup de médecins croient que cet homme illustre bornait l'étude de l'homme à l'anatomie et à la force vitale. Je ne pouvais pas faire cette omission, moi, qui ai eu le bonheur de recevoir ses leçons.

Ainsi, d'après Bichat, il faut étudier les rapports de l'homme avec la loi de gravité, avec la pression de l'atmosphère, avec les autres conditions physiques et chimiques de l'air, avec le calorique, le fluide électrique, etc. En effet, restreindre la science médicale aux connaissances anatomiques et à la force dite vitale (irritation), comme on fait le plus ordinairement, c'est se mettre dans le cas de ne voir que la moitié du sujet qui est l'objet de la médecine; c'est aussi méconnaître les causes principales qui entretiennent la vie.

Or, l'influence de ces lois et de ces agents est réellement essentielle à l'homme, puisque, sans elle, il n'y a point de vie possible.

§ I.

La disposition anatomique est propre à démontrer la puissance de la gravité.

La tête est placée au sommet de la colonne vertébrale, de manière que la plus grande partie de sa masse est située en avant; de sorte que si, par la volonté ou par un accident, les

muscles de la partie postérieure du cou qui
soutiennent la tête suspendent leurs fonctions,
cette région fléchit soudainement sur la partie
antérieure du cou; c'est donc la contraction
des muscles qui s'oppose à ce que, par son
poids, la tête obéisse à la gravité. Or, les muscles n'agissent qu'en vertu de l'influence nerveuse, et l'influence nerveuse elle-même dé-
pend essentiellement du sang artériel. Ainsi on
peut inférer, de l'enchaînement des faits, que
le sang artériel est la cause qui permet au
corps de lutter contre la gravité sous de certaines conditions, dont les principales sont la
respiration, l'alimentation et la volonté.

Le corps est doué d'un mouvement qui lui
permet de se tenir dans la direction verticale;
de marcher dans le sens qui lui fait voir les
objets, entendre les sons, percevoir les
odeurs, etc. ; mais cette faculté du mouvement
a une limite fort restreinte, même dans la pé-
riode diurne. Exercée pendant une ou plusieurs heures, la locomotion produit des sensations diverses : pesanteur des membres, diminution de la force musculaire, sensation de
lassitude qui peut s'élever jusqu'à la douleur;
enfin les membres et le corps fléchissent sous

les influences croissantes du poids du corps et
de la diminution ou de l'abolition de la force.
Alors nous sommes enclins à prendre l'atti-
tude horizontale, et, après quelques instants
de repos, les sensations de poids, de fatigue se
dissipent et nous rendent aptes à recommen-
cer l'exercice dans la station verticale.

Toutes les fonctions sont donc liées à l'exercice de la locomotion, alternativement dans la
direction verticale et dans la station horizontale; elles tendent à se déranger lorsque la
direction est absolue; et même les fonctions les
plus grossières, si je puis parler ainsi, dépendent de la balance exacte entre la durée des
deux modes de station. Dans la verticale, les
excreta, obéissant facilement à la gravité, des-
cendent jusqu'aux sphincters de la vessie et
du rectum, et nous avertissent du besoin de
leur expulsion ; — et l'on sait que la santé est
étroitement liée à la régularité de cette élimi-
nation. Des désordres qui naissent de l'irrégu-
larité de ces fonctions, vient la nécessité du
régime, des remèdes relâchants, des purga-
tifs, etc. — Mais combien le mode naturel est
préférable au mode artificiel !

Les habitudes trop sédentaires retardent en

général la sortie des excreta, et produisent de très fâcheux effets sur la santé; comme cela se remarque chez les hommes d'étude ou de cabinet.

La station verticale, trop prolongée, a des effets plus tranchés encore dans les maladies auxquelles se rapportent l'hydropisie, les pertes, les hémorroïdes, etc.

§ II.

La pression atmosphérique est aussi une cause essentielle de la vie, comme le démontrent les maxima et les minima du baromètre. On sait que les maladies qui se forment dans les montagnes, se dissipent dans la plaine, et *vice versa*. — Le célèbre Pestalozzi, habitant Yverdun et âgé de 75 ans, était, depuis deux mois, en proie à une fièvre qui avait consumé ses forces et résisté à diverses médications; délire, anorexie complète. Comme on désespérait de ses jours, un de ses amis, M. Schmidt, professeur de mathématiques, eut l'idée de le soumettre à une épreuve fort usitée dans son pays, le Tyrol, et qui consiste à changer le malade de milieu ambiant. Il place Pestalozzi sur un mulet, et le conduit dans le Jura, en 3 heures de marche. Le troisième jour, le malade n'avait plus de fièvre et avait recouvré de l'appétit. Au bout de six semaines, il avait acquis beaucoup de force et dormait mieux qu'avant sa maladie. Il a encore vécu neuf ans. — Cette pratique est aussi celle des habitants de l'Ile-Bourbon qui, lorsqu'ils sont malades, abandonnent le littoral pour séjourner quelque temps dans la montagne où ils guérissent.

Le milieu rare est donc le remède des maladies contractées dans un air dense; de même, le milieu dense est le véritable secours contre les maladies formées dans l'air rare.

Saucerotte résume ainsi sa pratique dans les Vosges : « A la cîme des Vosges, les plaies et « les ulcères saignent facilement, et la forma- « tion du caillot dans les hémorragies est dif- « ficile à se faire; les ophtalmies y sont rebel- « les; les esquinancies catarrhales très com- « munes et longues à guérir; les hernies faciles « à s'étrangler et les métastases fréquentes; « enfin, les femmes grosses y éprouvent des « étouffements, et sont sujettes aux pertes « et aux fausses couches. Souvent nous nous « sommes vus obligés de faire descendre les « malades au bas des montagnes, chez leurs

« parents ou amis, afin de leur faire respirer
« un air moins tenu, ce qui leur a été profita-
« ble (*Mélanges de Chirurgie*).

« Dans un voyage qu'il a fait aux Alpes,
« M. le docteur Hippolyte Cloquet a recueilli
« (sur ma prière) des observations qui concor-
« dent entièrement avec celles de Saucerotte. »
(Extrait de mon *Traité de la Dérivation*. 1837.)

L'action de la pression atmosphérique. résulte de la somme des couches d'air qui s'é-
tendent du niveau de la mer jusqu'aux limites
de l'atmosphère que l'on croit s'élever à quinze
ou dix-huit lieues en hauteur. Le poids que
l'atmosphère exerce dans tous les sens sur un
homme de taille ordinaire, au niveau de la
mer, est estimé environ à 33,600. En santé, les
gaz qui existent en nous font équilibre à ce
poids.

Comme la rareté de l'air sur les montagnes
dissipe les maladies formées dans la plaine, de
même, la ventouse, c'est-à-dire, la raréfaction
de l'air pratiquée sur les divers points de la
périphérie du corps, opère la résolution des
affections qui dépendent de la distribution
anormale du sang ; savoir : la pléthore, l'in-

2

flammation, l'hémorragie, le catarrhe, le rhumatisme, la fièvre, etc.

Deux affections identiques dans leur es-
sence, mais ayant un siége différent, savoir; *la
perte récente* (les règles trop abondantes ou les
suites de couches) et *le crachement de sang*,
par l'effet d'une suppression actuelle des règles,
offrent une démonstration thérapeutique de la
loi de la pression atmosphérique par la suspen-
sion de la perte *au moyen de ventouses sèches
placées au dos, d'une part,* etc. ; et par la suppression de l'hémoptysie avec le retour simultané
des règles par suite de l'application des *ventouses sèches placées aux cuisses, d'autre part.* Ce remède si simple a le double mérite d'éviter, à la
femme affectée de la perte, le danger résultant
pour elle de *l'usage de la glace et du tamponne-
ment,* et à celle qui a une *hémoptysie* par suppression menstruelle, le retour de l'hémorragie
normale sans l'intervention des émissions san-
guines. On voit par là quels changements
importants peut apporter à la pratique l'application rationnelle de la loi de la pression atmosphérique.

Il est très fâcheux que cette condition essen-

tielle de la pression atmosphérique soit appré-
ciée d'une manière qui me paraît errounée par
la Faculté de médecine de Paris et par l'Académie de médecine. Ces corporations médicales
se sont prononcées de manière à n'attribuer à
la pression atmosphérique qu'une qualité accessoire au corps humain. Cette divergence
d'opinion avec mes maîtres, je ne la men-
tionne pas ici pour le vain plaisir de critiquer;
mais pour obéir à une conviction que la mé-
ditation et mes longs travaux ont identifiée
avec mes principes. Il m'est démontré depuis
fort longtemps (c'est-à-dire, quinze ans durant
et avant le mémoire que j'ai lu à l'Académie
des sciences sur la pression atmosphérique, le
18 mai 1818) que les sangsues et surtout la sai-
gnée veineuse peuvent être remplacées avec d'im-
menses avantages par la ventouse. D'ailleurs,
cette médication ne fait pas perdre de temps;
et les autres modes d'émission sanguine peuvent aussi concourir au traitement, bien qu'ils
soient moins rationnels et qu'ils aient un rapport moins immédiat avec la maladie.

Or, la ventouse elle-même est une démonstration palpable de la qualité essentielle et non
accessoire de la pression atmosphérique, puis-

que, s'il n'y avait pas de pression actuelle, on ne pourrait pas opérer le vide. Cette démonstration est due à Pascal, et il l'a déduite des observations barométriques qu'il a faites au Puy-de-Dôme pour vérifier la loi de Toricelli. N'est-ce pas aussi par la pression exercée simultanément par l'atmosphère, sur son corps et sur celui de sa mère, que l'enfant fait parvenir, en exerçant le vide dans sa bouche, le lait secrété par les mammelles (1).

§ III.

Le calorique est le sujet sur lequel je désire appeler aujourd'hui l'attention des médecins. Il y a peu de remèdes qui aient eu des partisans plus éclairés, Hippocrate, Celse, Prosper Alpin, Percy; mais, d'une autre part, il n'y a point d'agent qui soit entouré de plus de préjugés, ni qui puisse procurer plus d'embarras à l'auteur qui en fait une médication.

(1) Lisez : 1.º mon Mémoire sur la pression atmosphérique et les ventouses, lu à l'Académie des Sciences, le 18 mai 1818, et le Rapport de M. Hatté;

2º Ma Réfutation du rapport de MM. Adelon, Orfila, Pariset, Andral fils et Ségalas de l'Académie de Médecine, sur les belles expériences du docteur Barry, 1825;

3º Mon Traité sur la Dérivation, 1837.

En 1610, Salomon de Caus avait inventé la vapeur ; on lui fit un sort affreux qui tenait à un reste de barbarie : on le confina à Bicêtre où il est devenu et est mort fou. Plus d'un siècle après, nous avons reçu la vapeur des Anglais, mais cependant moins franchement que d'autres nations. Il en a été de même du gaz, etc.

Depuis quarante ans que j'applique le feu ou la pommade ammoniacale aux maladies chroniques (1), j'ai constamment obtenu des résultats qui dépassent de beaucoup la portée de toutes les autres médications (2). Ces résultats sont tellement favorables, que j'ai dû persister dans cette ligne thérapeutique, en dépit de vicissitudes que la passion a imposées à ma carrière médicale.

Ce qui n'étonnera pas ceux qui connaissent les erreurs du cœur humain, c'est que l'apogée de mes succès, si remarquable par la confiance et le suffrage libres d'un grand nombre de médecins de l'Hôtel-Dieu, et par les décisions de

______

(1) Les maladies que les médicaments ne guérissent pas, le fer les guérit ; celles que le fer ne guérit pas, le feu les guérit, et celles que le feu ne guérit pas, on peut les regarder comme incurables. HIPPOCRATE, Aph.

(2) Grec.

l'administration qui en étaient la conséquence, est devenue par l'intrigue l'occasion de la plus complète répulsion. Cependant, l'administration n'avait cessé d'être satisfaite de mon service, comme elle me l'a fait connaître par M. le ministre des travaux publics dans sa lettre du 28 juin 1833 :

« La réclamation des chirurgiens seule a pu
« décider l'administration à se priver de vos
» talents et de vos soins dont elle a été plus que
« personne à même de constater les heureux
« effets, et pour lesquels elle vous renouvelle
« sa gratitude. — Signé THIERS. »

Ainsi l'opposition des trois chirurgiens a été plus puissante aux yeux de l'administration que les heureux effets de ma méthode et le suffrage éclairé d'un très grand nombre de médecins. Or, la logique et surtout l'intérêt de l'humanité réclament l'examen du résultat qui est émané du passage de mon service depuis dix ans dans les mains du chirurgien qui m'a remplacé. Le premier soin de M. Sanson, mon successeur, a été de rétablir les paradoxes antiques sur la cataracte. Il a d'ailleurs été secondé dans cette entreprise par tous les chirurgiens et oculistes de Paris; j'étais un obstacle à la cécité par cataracte et à l'opération; dès-lors on invoqua le secours de l'administration pour m'ôter les moyens de faire une démonstration publique qui contrariait les opinions et le génie des chirurgiens. Cependant rien de plus facile, avec ma méthode, que de guérir la cataracte commençante, que d'arrêter la marche de celle qui est plus avancée, et quelquefois de rétablir la vue après des opérations malheureuses. Voilà ce que je réalisais chaque jour à l'hôtel-Dieu et que je réalise encore mieux aujourd'hui sur une échelle nécessairement moins grande que dans cet hôpital. Or, que se passe-t-il dans les hôpitaux depuis mon départ de l'Hôtel-Dieu? Tout ouvrier qui s'y présente, avec des cataractes naissantes, reçoit le conseil d'attendre la cécité pour subir, à cette époque, une opération dont le plus grand avantage, d'après la statistique des chirurgiens-oculistes, est de rendre la vue à environ deux individus sur cinq. Or, comme la cataracte ne se développe complètement que dans l'espace de plusieurs années, l'ouvrier, qui est guidé par le conseil chirurgical, est souvent mis hors d'état de travailler un et deux ans avant de pouvoir être opéré. Or, que devient-il,

lui et sa famille, sans le travail qui peut le sou‑
tenir (1) ? L'administration ignore certaine‑
ment le triste sort de l'ouvrier, elle qui sait que
ma méthode peut éviter à ce malade la cécité,
l'opération et lui conserver la faculté de tra‑
vailler. Malgré les marques d'estime que m'a
données l'administration, elle n'a pu jusqu'ici
faire cesser le statu quo funeste qui existe depuis
dix ans; bien plus, M. Orfila, qui m'a témoigné
la conviction la plus complète sur les avanta‑
ges de ma méthode, M. Orfila, l'un des mem‑
bres du conseil d'administration des hôpitaux,
a été mis jusqu'à présent dans l'impuissance
de me rendre justice et de faire cesser la cala‑
mité qui pèse sur les malades.

Je dois être juste envers ceux qui sont mes
antagonistes, dans la question de la cataracte,
qu'ils me font l'honneur de rapporter à ma
méthode leurs succès contre une maladie qui

______

(1) Les chances défavorables qui se rapportent à la ca‑
taracte, avant et après l'opération, sont si nombreuses,
que s'il n'existait pas une méthode propre à les effacer,
autant que possible, on regarderait comme un évènement
fort heureux qu'il en surgît une qui eût cette qualité. Or,
cette méthode existe, elle est formulée depuis plus de
trente ans, elle a aussi la sanction de l'expérience, et ce‑
pendant on parvient à la repousser.

est à la fois et plus terrible et plus difficile à guérir. M. Lisfranc a publié, il y a quelques années (dans le journal *Hebdomadaire de Méde-cine*), qu'il a guéri par la pommade de Gondret, à l'hôpital de la Pitié, douze goutte-sereines sur quinze dans la même année. Au mois d'oc-tobre dernier (*Bulletin de Thérapeutique*), cet habile chirurgien a publié avec détail une ob-servation de goutte-sereine qui, après avoir résisté à tous les moyens dirigés ordinairement contre cette affection, a cependant cédé à l'u-sage rationnel qu'il a fait de la pommade de Gondret. Je suis très reconnaissant du suffrage de M. Lisfranc, et, en lui offrant l'expression de ma gratitude, je saisis cette occasion pour le supplier d'étendre, à la cataracte naissante ou peu développée, l'expérience qu'il a acquise dans le traitement de la goutte-sereine, et je ne doute pas qu'il ne réalise un bienfait très dési-rable pour la société. La juste célébrité que lui a valu son mérite personnel, ne peut qu'être rehaussée en m'accordant pour la cataracte la protection puissante qu'il m'a donnée pour la goutte-sereine.

Bien qu'on ne connaisse pas la nature du calorique, on a tellement étudié cet agent qu'il est vraiment très facile de l'administrer d'une manière aussi rationnelle qu'utile.

Le calorique est le fluide le plus universellement répandu dans la nature; tous les corps en sont pénétrés. L'homme, en particulier, est pourvu de 38° centigrades dont la conservation et le renouvellement lui sont indispensables. Le calorique n'est donc pas moins essentiel à l'homme que la gravité, que la pression atmosphérique et les autres conditions physiques et chimiques de l'air. Comme le calorique est rayonnant, et que celui du corps est par conséquent dans une émission perpétuelle pour se mettre en équilibre avec les corps environnants, nous sommes obligés, dans les saisons froides, de nous couvrir de vêtements qui conduisent mal ce fluide, afin de maintenir notre température au dégré voulu pour la santé. La plupart des maladies, telles que le rhumatisme, la goutte, les inflammations, les catarrhes, etc., sont dues à la trop grande déperdition de notre calorique dans le milieu ambiant. C'est surtout dans le Nord que ces effets sont plus tranchés, en raison des grandes variations du froid. J'ai vu, en Russie, le refroidissement devenir funeste en quelques heures, tandis que, dans notre pays, il ne produit qu'une maladie moins intense, et qui donne le temps de secourir le malade.

Cette faculté rayonnante du calorique a une propriété à laquelle on n'a point réfléchi, lors de l'application du feu au corps hnmain : 1º la grande capacité du cuivre pour le calorique m'a fait préférer ce métal à l'acier, et par ce moyen j'ai réduit la cautérisation à la durée d'une *seconde* ; 2º si l'on veut bien faire attention à ce que cette cautérisation est purement superficielle et rapide comme l'éclair, on reconnaîtra qu'il y a peu de chances pour un inconvénient quelconque ; 3º le calorique de l'instrument, bien que dans une quantité très supérieure à celui du corps, ne peut pas pénétrer au-delà du point de contact, parce qu'il se trouve confondu avec le calorique rayonnant du corps qui l'entraîne dans l'espace. Il ne peut donc pas y avoir absorption du calorique objectif au-delà du point de contact.

On ne pourrait pas appliquer le même raisonnement à la plupart des autres agents dérivatifs. Les cantharides sont absorbées et vont enflammer la vessie, la matrice, irriter le système nerveux. Les mercuriaux, les antimoniaux, l'iode et d'autres poisons aussi actifs que la foudre, sont également absorbés, et portent un tel désordre dans les tissus et les liquides, qu'il en résulte de véritables décompositions comme le scorbut, etc. Cependant, on ne peut s'empêcher d'admirer les travaux remarquables des médecins qui ont approprié à la santé les agents de mort les plus terribles. La science leur est très redevable de leurs efforts, puisqu'ils sont utiles ; mais comme ici le danger est prochain, et que trop d'exemples le prouvent, il est évident que l'usage de ces remèdes exige le tact le plus délicat et les connaissances les plus approfondies.—De ce qui précède, il résulte que le feu a été, par l'ignorance et les préventions, chargé de l'anathème qui pourrait regarder, par une erreur trop facile, les moyens qu'on lui préfère, et que le public accepte volontiers parce qu'il ignore leur portée délétère.

On peut donc conclure que le calorique n'a contre lui que le préjugé résultant de son aspect et de la fascination que produisent naturellement sur l'esprit les grands accidents dus à cet agent, tels que celui du 8 mai 1842 ; mais un peu de réflexion sur ses bons effets et sur son innocuité dans une main exercée, doit facilement dissiper cette impression. Or, les nouveaux faits que je dois à cet agent sont, je pense, de nature à le faire apprécier à sa juste valeur.

Il y a un peu plus de cinq ans que je fus pris d'un violent accès de goutte au poignet droit; les douleurs irradiaient dans tout le membre, tout mouvement de la main m'était impossible. Le troisième jour, je plaçai sur les deux faces du poignet un moxa du duvet de la feuille de l'armoise du Japon, que nous devons à Sarlandière (le moxa japonais). Je fus guéri le jour même, comme cela se passe au Japon depuis un temps immémorial. Peu de temps après il me survint des douleurs légères dans le poignet gauche avec faiblesse et engourdissement de la main. J'eus l'idée de proportionner le remède au mal, et au lieu du moxa, je pensai à un moyen qui ne fut que son diminutif. Je promenai la flamme d'une allumette de bois sur le poignet. Le soulagement fut immédiat, et depuis cette époque je n'emploie pas d'autre remède contre la douleur, la faiblesse ou l'engourdissement d'une partie, et c'est toujours avec le même succès.

OBSERVATION PREMIÈRE.

Étant un jour, il y a près de cinq ans chez mon ami, M. Lettu, aujourd'hui septuagénaire, d'une constitution délicate, je remarquai qu'il était obligé de se servir de sa domestique pour passer son habit. Une douleur habituelle qu'il avait au deltoïde depuis plusieurs années, l'empêchait de s'habiller seul. Je lui conseillai l'usage de la flamme : au bout de quelques jours de l'usage de ce moyen, la douleur du bras était presqu'entièrement dissipée, et il fut ainsi affranchi de la servitude que lui imposait son rhumatisme. Comme M. Lettu est un observateur instruit qui, depuis longtemps emploie des moyens qui font partie de ma méthode, je pense qu'il ne sera pas inutile à quelques-uns de mes lecteurs que je publie le résumé suivant qu'il a pris la peine de m'adresser sur ma prière.

« Connaissant mon esprit observateur, tu désires avoir de moi un précis des effets que j'ai obtenus, tant de la pommade ammoniacale que de la ventouse. Familiarisé avec les connaissances de la physique, j'ai été aisément convaincu par tes démonstrations, mais je le fus encore davantage par la pratique. Il te souvient que ce fut à l'occasion d'une affreuse ophtalmie, il y a à peu près vingt-quatre ans, que tu me confias ces deux moyens, à l'aide desquels je devais entretenir l'équilibre de ma santé. Tes prévisions n'ont point été déçues : j'ai eu recours à ces moyens, non seulement pour moi, mais pour ceux qui m'entourent et ceux qui me sont chers, et toujours avec succès. Mes observations ajouteront peu aux tiennes; mais je vais te satisfaire. Je commencerai par la pommade.

« Mon ophtalmie ayant été dissipée par le vésicatoire sur la tête, ma vue devint assez bonne; mais je m'aperçus en même temps que je devais à ce même vésicatoire un bien-être général, ce qui m'y fit recourir de temps à autre, puisqu'il m'était favorable sous les deux rapports.

« Il y a environ trois ans, je soumis mes yeux à ton examen, et tu y découvris deux cataractes commençantes; je recourus au même moyen et c'est ainsi que je puis continuer mes lectures; mais toujours en y associant la ventouse, qui est du plus heureux effet pour le genre d'affection de mes yeux et pour l'état de ma tête, qui ne peut supporter la chaleur, la lumière ni le bruit.

« Ta pommade m'a guéri d'un rhumatisme aux reins; par elle, plus de six fois j'ai chassé, en cinq minutes, le rhumatisme goutteux de l'estomac de ma femme. J'en ai fait l'application à son oncle qui avait la goutte dans la poitrine et qui ne respirait qu'à grand peine ; elle fût merveilleusement chassée à l'instant, et il n'eût pas besoin d'y recourir.

« Madame Vendeur, que l'on traitait depuis quelques temps pour une douleur rhumatismale au tendon d'Achille, étant venue me voir, souffrant encore dans cette partie, je lui en fis l'application et je terminai à l'instant la guérison. Tout cela n'a rien de remarquable pour toi ; mais c'est très heureux pour moi qui suis tant redevable à ces deux moyens.

« Je passe au dernier : la ventouse, dont l'emploi merveilleux mérite d'être plus répandu et plus généralisé, qui, appliquée à la surface, opère sur les points les plus éloignés et les plus profonds, à quoi rien dans la médecine ne peut sup pléer

« Dans les commencements je n'en faisais

usage qu'au col, pour mes yeux et mes maux de tête, et je m'en trouvais très bien; puis je m'avisai de mettre mes ventouses, toujours sèches, aux cuisses, j'obtins de semblables ré- sultats mais plus prompts, peut-être parce que j'opérais sur une plus grande surface, me ser- vant de cloches d'une plus grande dimension. Et j'ai toujours continué ainsi. Un mal de tête, je ne le garde que cinq minutes; je sens comme un voile qui se retire graduellement.

« Je me suis aperçu que sous l'action de la ventouse des inflammations de gencives dispa- raissent; j'en ai utilisé la découverte.

« De constitution catharrale, pris souvent et trop aisément de rhumes désolants et de grande durée qui me déchirent la poitrine, qui en est restée fort délicate, accompagnés de crachats jaunes et épais, précédés quelque- fois de maux de gorge violents, me bornant à mes ventouses sèches, et ayant avec étonne- ment si facilement guéri le premier, j'ai cons- tamment guéri tous les autres en très peu de temps, et même j'en ai annihilé plusieurs.

« Quand il y a mal de gorge, je maintiens la ventouse jusqu'à ce que la déglutition se fasse sans douleur, cela dure quelque-fois une demi-heure, puis je l'applique dans mon lit le soir et le matin pendant deux ou trois jours, suivant l'intensité du mal, et voilà ce qui a lieu : je crache aisément et sans toux une petite glaire blanche et qui arrive d'elle-même; aussi chaque fois, je regarde la ventouse comme un bienfait du ciel.

Ma femme, chez qui la goutte a son siège ordinaire dans les genoux, a été plusieurs fois arrêtée au moment où elle voulait descendre l'escalier, parce que l'inflammation s'y était jointe; par la ventouse scarifiée, je l'ai mise en état de sortir immédiatement.

« Mlle Guillyn, que tu traites pour ses yeux, et à qui tu as recommandé, pendant son séjour à la campagne, de recourir à moi dans le cas de pléthore à la tête, deux fois, par la ventouse scarifiée, a été soulagée à l'instant.

« Delepine, maçon à Bondy, travaillait dans la maison attenant à la mienne, je l'apostrophai en lui disant : Lépine, vous ne chantez pas (c'était sa coutume)? Je le crois bien, me dit-il, le garçon m'a laissé tomber un moëlon sur la tête, j'ai des étourdissements, je n'y vois plus clair. Je dis à ma domestique que je ne voyais de moyens de soulagement que dans l'application d'une ventouse scarifiée à la nuque. Cette fille était de Mulhausen où cette pratique est fort en usage. Si vous pouviez le persuader, lui dis-je, qu'il vienne chez moi. Elle y parvint aisément. Alors, je vis l'état de sa tête; il était effrayant. Je lui appliquai la ventouse, je lui tirai, d'après son désir, beaucoup de sang, il en fut très soulagé; je lui recommandai de prendre un bain de pieds en se couchant et un autre le lendemain matin, et, à mon grand étonnement, je le vis à l'ouvrage quand je fus levé, et il me dit aussitôt : ah! M. Lettu, vous m'avez sauvé la vie (je crois qu'il n'y allait pas moins que de cela), et je crois que ce serait une assez belle cure pour un médecin.

« Je me suis avisé d'appliquer la ventouse à des clous, soit au bras, à l'aisselle, au ventre et à la joue; le bourbillon se rend de lui-même dans la ventouse et, en continuant quelque peu je fais succéder un sang nouveau à l'ancien fixé par l'inflammation, et il n'en survient pas d'autres; ce qui a eu lieu d'une manière notable pour un de mes neveux, chez qui ils se succé-

daient toujours depuis deux ans; je lui conseillai de l'extraire par ce moyen, et ce fut le
dernier.

« Quand je suis obligé d'appliquer mes ventouses aux cuisses avec quelque fréquence,
mon bouton hémorroïdal se gonfle, me gêne,
mais un bain m'en fait raison; c'est donc un
moyen de faire porter le sang vers ce point
dans le cas où ce serait nécessaire pour la santé
d'un malade. Cela se comporte d'une manière
analogue chez les femmes : la bonne d'enfant
d'une de mes filles avait des pertes, de l'épui-
sement; mon gendre lui mit, d'après ton conseil, une ventouse scarifiée au dos, la perte cessa
à l'instant, et elle rentra dans un état de régularité. Plus tard elle eut suppression. La ventouse sèche placée aux cuisses la remit dans son
état normal.

« Ai-je besoin de te dire ce qui est à ta connaissance : le résultat d'une ventouse au dos
que tu appliquas, il y a deux ans, à ma fille qui,
prise du plus violent rhume, pouvait à peine
respirer; six mois après, combien nous fûmes
redevables à deux ventouses scarifiées que tu
appliquas à la nuque de ma femme pour deux
attaques qui se succédèrent, après une première

qui eut lieu rue Neuve-Vivienne, où elle fut regardée comme morte ou mourante pendant une heure, et d'où elle ne fut ramenée que quand elle eut repris assez de connaissance pour donner son adresse. Un an après, elle fut frappée plus sérieusement chez son frère, à une lieue de Paris, fut presque morte pendant trois jours, et n'en revint que par l'énergie des moyens employés par le médecin du lieu qui y associa la ventouse, par la glace constamment posée sur la tête, un large vésicatoire au derrière de la tête, moyens auxquels se joignit une forte brulure à la plante du pied, occasionnée par le dérangement d'un fer chaud qu'on y avait placé, brulûre telle qu'il fallut plus de deux mois pour la guérir. Arrachée à ce cruel état, elle ne pouvait que rester dans un état toujours menaçant, et c'est elle-même qui appelle fréquemment la ventouse à son secours pour adoucir sa situation ou prévenir des dangers.

« J'ai un fait à te faire connaître qui se rattache à l'emploi du feu en médecine. Une jeune domestique que j'avais à la campagne, il y a environ dix-huit ans, fraîche, pleine de santé, forte en couleur, avait une suppression depuis plus de six mois. Dans sa chambre, elle éprouva

un évanouissement et tomba sur sa chauffe-
rette improvisée avec un pot à fleur; en traver-
sant sa chambre, on l'aperçut, on la fit reve-
nir, et c'est alors qu'elle sentit qu'elle avait été
violemment brulée au haut de la cuisse, brulûre qui fut suivie par un médecin de Noisy.
J'en conjecturai que sous peu ses règles se ré-
tabliraient, et ma prévision ne tarda pas à se
réaliser. Ici le hasard fut de l'art, et peut-être
lui doit-on plus qu'on ne pense; permets cette
réflexion à

« Ton ami très reconnaissant,

« LETTU.

« *Bondy, 3 avril* 1842. »

Cet ami vient d'éprouver de violentes douleurs de dents; pendant plusieurs jours il lui a
été impossible d'opérer la mastication; il crai-
gnait d'avoir les dents cariées, mais son dentiste,
trouvant ces os dans l'état normal, déclara que
la maladie était une névralgie. M. Lettu s'est
guéri au moyen de petites ventouses sèches qu'il
a appliquées autour de la mâchoire, à l'aide de
cloches ovales et de la pompe aspirante.

2e OBSERVATION.

ASPHYXIE CÉRÉBRO-SENSORIALE ET SPINALE.

Madame la baronne de G... était tombée graduellement, et depuis deux ans, dans l'état suivant.

Fonctions intellectuelles très amoindries ;

La vision et l'ouïe très altérées ;

La locomotion ne peut se faire que très difficilement et à l'aide d'un bras vigoureux, la tête est fortement penchée, le dos a la forme d'un arc de cercle. Douleurs habituelles à la tête, au cou et à d'autres régions.

Six semaines d'un traitement dérivatif tant sincipital que général, ont amélioré notablement toutes les fonctions.

L'intelligence était rétablie ; l'ouïe, la vision s'étaient notablement fortifiées ainsi que la locomotion. La malade pouvait écrire en caractères moyens ; dès les premiers jours il n'était plus nécessaire d'élever la voix pour se faire entendre. L'ouïe était rétablie presque sans intermittence.

La flamme avait la propriété de faire disparaître immédiatement la douleur. Appliquée sur la colonne vertébrale, celle-ci se redressait immédiatement et pour quelques instants.

3e OBSERVATION.

DÉBILITÉ SÉNITE.

Au mois d'octobre 1841, M. le marquis de
Prunelé, âge de 78 ans, était revenu de sa terre
de Saint-Mard à Paris dans un état de faiblesse
très prononcé. Il ne pouvait plus faire quelques pas sans être promptement fatigué et
épuisé. Les frictions de pommade ammoniacale
sur la colonne vertébrale et autour des genoux, et surtout la flamme à petites dimensions
promenée chaque jour sur les mêmes régions,
ne tardèrent pas à rétablir un peu les forces;
depuis, et par les mêmes moyens, elles se sont
développées au point que M. Prunelé est, à
79 ans, plus en état de marcher que l'année
dernière, et fait des promenades assez longues.

4e OBSERVATION.

SCIATIQUE.

D'après l'expérience dont il était témoin chez
son maître, Quinville, valet - de - chambre de
M. le marquis de Prunelé, voyant souffrir sa

femme d'une sciatique fort aiguë et récente,
eut l'idée de présenter la flamme sur les différents points douloureux; et quelques applications suffirent pour dissiper totalement l'affection. Depuis plusieurs mois la sciatique ne
s'est point fait sentir.

5e OBSERVATION.

CATARACTE, ÉRYSIPÈLE.

Mademoiselle Flesselle, âgée de 71 ans, me
fut adressée, il y a un an, par M. le docteur
Lamorliére, son parent.

OEil droit. — La vision n'a lieu qu'à travers
un brouillard noir qui couvre les objets; cet
œil a été très bien opéré de la cataracte.

OEil gauche. — Cataracte très prononcée,
vision faible.

Le traitement sincipital a fortifié la vue
dans les deux yeux en diminuant notablement
la cataracte de l'œil gauche.

Au-dessous de l'apophyse mastoïde qui était
le siége d'nne petite plaie dérivative, s'était
développée une rougeur fort prononcée avec
plusieurs points très gonflés et douloureux.
La flamme à petites dimensions, appliquée sur
cinq ou six places, a dissipé la douleur et fait

évanouir la rougeur et le gonflement. Le lendemain tous les symptômes étaient dissipés.

6ᵉ OBSERVATION.

APPOPLEXIE , PARALYSIE.

M. Andelle, âgé de 64 ans, était depuis quatorze mois affecté d'une paralysie qui l'obligeait à garder le lit ou la chambre. On le plaçait cinq à six heures sur un fauteuil dont il ne bougeait pas. Une dame de sa connaissance me fit en quelque sorte le défi de le faire marcher.

La saison était favorable. Une petite plaie derrière la tête du péroné, faite et entretenue avec la pommade ammoniacale, des frictions de cette même pommade, l'électricité voltaïque et *la flamme à petites dimensions* le mirent en état de marcher au bout de quelques jours. Après un mois de traitement il marchait seul avec une canne, mais lentement et pour peu de temps; il ne traînait plus sa jambe.

M. Andelle avait conservé l'intelligence, l'ouïe et la vue. Il souffrait habituellement des maux de tête, de la chaleur, et la pesanteur, à cette région, des étourdissements. Il prononçait très mal les mots, et j'avais beaucoup de peine à le comprendre. Le traitement sincipital dissipa les symptômes CÉRÉBRAUX et rendit la parole libre, par moments surtout.

Au bout de deux mois le malade se promenait sur le boulevard, prés de sa maison.

Les bénéfices du traitement se maintenaient et augmentaient graduellement. Craignant l'hiver pour le malade, je lui conseillai d'aller le passer à Hières ou à Nice ; ce qu'il ne fit pas.

La saison froide rendit M. Andelle paresseux pour sortir, il ne quitta plus son feu, bien qu'il pût marcher ; il se promenait dans son appartement ; peu à peu il tomba dans la torpeur, et comme je m'y attendais, en raison de sa rupture avec les lois hygiéniques , il succomba à une nouvelle et dernière apoplexie.

7e OBSERVATION.

GOUTTE-SEREINE, RHUMATISME AIGU, CATARRHE BRONCHIQUE.

Jean-Marie Patoche a été trois ans aveugle d'une goutte-sereine, et il était destiné à finir ses jours à Bicêtre, lorsque M. de Larroque, médecin de l'hôpital Necker, me l'adressa à l'Hôtel-Dieu. Depuis onze ans il voit parfaitement. Il est sujet à des douleurs rhumatismales qu'il chasse avec la flamme.

Il eut, il y a deux mois, un catarrhe pulmo-
naire accompagné de fièvre, de toux et d'une
oppression. Il dissipa par la flamme, en trois
ou quatre applications, la toux, l'expectoration
et l'oppression. Chaque application laissa une
ampoule d'une ligne de diamètre qui se cica-
trisa immédiatement.

8e OBSERVATION.

RHUMATISME AIGU.

M. de la Pierre, teinturier-dégraisseur, avait
une douleur très violente qui s'étendait depuis
l'oreille gauche jusqu'au moignon de l'épaule :
des bains de vapeur, des sangsues et un vésicatoire n'avaient point soulagé le malade.

Un moxa japonais, placé au sommet de l'é-
paule, a guéri immédiatement.

Au bout de trois mois il a éprouvé la même
douleur et n'a pas attendu son développement ;
la flamme d'une allumette de papier l'a fait
disparaître immédiatement.

9ᵉ OBSERVATION.

GOUTTE-SEREINE, IRITIS CHRONIQUE.

La femme Gueret, âgée de 27 ans, était aveugle depuis trois ans par l'effet de la goutte-sereine et d'un iritis chronique.

Après deux mois du traitement sincipital, la vision s'est fortifiée au point que la malade pouvait lire et coudre par le secours de l'œil gauche. Elle conserve cet avantage depuis plus d'un an, sans traitement. La flamme, appliquée sur le front et les tempes, donne momentanément plus de force à la vision.

10e OBSERVATION.

GOUTTE-SEREINE GLAUCOMATEUSE.

Sa belle-mère, la femme Boucharet, âgée de 44 ans, est aveugle depuis douze ans d'une goutte-sereine glaucomateuse de l'œil droit. L'œil gauche est atrophié. Le traitement sincipital a rétabli, en deux mois environ, la vision à un degré qui permettait à la malade de voir l'heure et les minutes à ma pendule. Elle conservait une photophobie qui l'empêchait de se conduire dans la rue. La flamme a dissipé plusieurs fois chez elle et sur son mari des douleurs aiguës qui résultaient d'un refroidissement.

11e OBSERVATION.

CONVULSIONS.

La femme Gueret m'a rapporté le fait suivant :

Une jeune femme de ses amies est sujette à de fréquentes convulsions avec tremblement de tout le corps. Dans un accès, elle lui appliqua la flamme sur la région de l'estomac et soulagea la malade immédiatement. Depuis ce moment, les atteintes qu'éprouvait la malade ont été retardées et diminuées. La flamme les a constamment fait cesser depuis cette époque.

12ᵉ OBSERVATION.

SURDITÉ, RHUMATISME CHRONIQUE.

M. le comte de S., agé de 46 ans, est atteint dès l'enfance d'une surdité fort prononcée de l'oreille droite. L'oreille gauche n'est qu'un peu faible. Le traitement dérivatif, appliqué depuis un peu plus de deux mois, a sensiblement fortifié les deux oreilles, sauf quelques intermittences qui dépendent d'une affection catarrhale que M. le comte a contractée en s'exposant au froid, sans la précaution essentielle du gilet de flanelle. Depuis les bivouacs, auxquels ce malade fut souvent exposé pendant sa première jeunesse, il a presque constamment ressenti des douleurs rhumatismales. Il éprouve assez souvent dans le bras droit une douleur qui l'empêche quelquefois de dormir. Cette douleur cède à l'usage de la flamme et même ses atteintes paraissent devenir plus rares.

13ᵉ OBSERVATION.

M. Adam. — RHUMATISME AIGU.

M. de Fourmond, dont j'ai amélioré les yeux affectés de cataractes, me rapporte le fait suivant. M. Adam, employé du ministère du Commerce, souffrait depuis plusieurs jours de violentes douleurs dans les reins, qui le gênaient beaucoup pour se tenir droit et pour marcher. M. de Fourmond avait proposé à ce malade l'usage de la flamme; mais il ne rencontra d'abord que de l'incrédulité. Les symptômes continuant à sévir, le malade se décida enfin à suivre l'avis de M. de Fourmond, et il en fut récompensé par une guérison presque immédiate, c'est-à-dire, après deux applications de la flamme, l'une faite le soir avec soulagement, l'autre le lendemain matin suivie de la guérison.

14ᵉ OBSERVATION.

GOUTTE SEREINE GLAUCOMATEUSE.

Morand, âgé de 40 ans, cordonnier, est né

d'une mère qui, avant la vieillesse, devint aveugle et mourut affectée de manie.

Depuis qu'il a sa connaissance, il éprouve des douleurs de tête incessantes et de l'étourdissement. L'usage du vin, même en petite quantité, lui a constamment été funeste. Etant allé en Bourgogne pour prendre sa part d'une succession, on le fêta d'abord, il but du vin contre sa coutume, et finalement au lieu d'argent il reçut des coups sur la tête. Les douleurs de tête augmentèrent et il devint aveugle. OEil gauche. Vision entièrement nulle depuis plusieurs années, par la présence simultanée de goutte sereine, d'iritis chronique et de cataracte.

OEil droit. Goutte sereine glaucomateuse complète. Le traitement sincipital a rétabli la vue suffisamment pour que Morand puisse se conduire, le jour principalement, et lire les très gros caractères d'impression.

Cependant les douleurs de tête ne cèdent pas entièrement; la pupille est souvent fort dilatée et peu mobile; les collyres d'ammoniaque la rendent plus mobile pour quelques instants.

La flamme d'une allumette, présentée transversalement sur les paupières fermées et dans un intervalle que je forme entre deux doigts placés sur l'œil, rétrécit subitement la pupille et donne beaucoup de force à la vision. Cet effet ne durait pas plus d'une demi-heure, à présent continue pendant une heure ou deux.

15e OBSERVATION.

GOUTTE SEREINE CHRONIQUE.

Madame Mallet, agée de quarante ans, vint me consulter le 17 janvier 1843 ; elle a les pupilles fort dilatées et peu mobiles, la vision est trouble. Je couvre avec deux doigts ses yeux fermés, je passe rapidement une flamme légère entre mes doigts, de manière à ce qu'elle se fisse sentir instantanément sur les paupières. Immédiatement après pupilles resserrées et vision bien meilleure. Cet amendement s'est maintenu toute la journée.

16e OBSERVATION.

GOUTTE.

M. Pellier, célèbre écuyer, âgé de soixante-quinze ans, a depuis longtemps les articulations des doigts affectées d'un engorgement goutteux concret. Ses doigts sont raides, peu libres dans leurs mouvements. Lorsqu'il souffre de la goutte il promène la flamme sur ses doigts, immédiatement après la douleur morbide a disparu ; les mouvements des doigts sont plus libres et il écrit plus facilement.

17ᵉ OBSERVATION.

Madame Carry Mantrand, âgée de quarante ans, ayant pris beaucoup de fatigue dans son ménage, vers la fin de son époque, éprouva du gonflement dans l'aine droite avec de grandes douleurs qui l'empêchaient de marcher; les douleurs irradiaient jusque sur la matrice. Elle appliqua la flamme environ quarante fois et avec des intervalles de temps convenables, sur l'aine, le ventre et la hanche, et dissipa par ce moyen l'engorgement et les doulours.

Une autre fois, cette dame s'est guérie par le même moyen de gonflement, de douleurs, de lassitudes à la jambe droite.

Madame Mantrand a soulagé plusieurs fois son mari, par l'usage de la flamme, de crampes ou de douleurs, en quelque sorte convulsives à la région de l'estomac et au ventre, qui ne cédaient que très difficilement et très tard aux divers remèdes qui lui étaient administrés.

18ᵉ OBSERVATION.

ROUGEUR ERYSIPELATEUSE.

M. Gillette, âgé de 66 ans, cst sujet à de violentes douleurs de tête, accompagnées de pesanteur et même de rougeur à la partie postérieure de la tête, sous la bosse occipitale. Plusieurs fois je l'ai notablement soulagé par le moyen d'une ventouse scarifiée, placée à la nuque. 11 juillet 1842. Douleurs vives accompagnées de la rougeur de la partie inférieure et postérieure de la tête. (Sorte d'érysipèle.)

La flamme d'une allumette posée instantanément sur plusieurs points du siège de la douleur, a dissipé la douleur, la pesanteur, etc.

Janvier 1843. Les douleurs ne sont plus revenues avec la même intensité.

19e OBSERVATION.

NÉVRALGIE.

Mai 1842. M. de Penaranda, âgé de 60 ans, d'une stature élevée, glissa sur le pavé au moment de rentrer chez lui et fit une chûte sur le côté droit. Des ventouses sèches et scarifiées, des frictions de pommade ammoniacale le soulagèrent promptement des souffrances vives et de l'oppression qui l'accompagnait. Cependant, des douleurs névralgiques survinrent sur le côté droit et sur la région de l'estomac. M. de Penaranda en triompha, à son grand étonne-

ment, au moyen de la petite flamme d'une allumette de papier.

20° OBSERVATION.

PARALYSIE DE LA VESSIE, DOULEURS NÉVRAL-
GIQUES.

Madame Th..., âgée de 40 ans, eut, il y a dix-
huit mois, une entéro-gastrite dont je ne pus la
soigner, étant malade moi-même. Un médecin
dissipa les symptômes les plus graves de l'inflammation; sur la fin de la maladie, il survint
une paralysie de la vessie pour laquelle on la
sonda. Il y avait trois semaines que cette dame
était soumise à l'usage de la sonde pour l'émission des urines, lorsqu'elle eut l'idée de me demander mon avis. D'après mon expérience de
ce moyen, je lui conseillai de poser pendant
quelques minutes une ventouse sèche à la
partie interne des cuisses. Cette application
unique de la ventouse dissipa entièrement la
paralysie.

Cette dame a éprouvé des douleurs très
aiguës dans le membre inférieur droit, qu'elle
fit cesser elle-même par l'usage de la flamme.

21ᵉ OBSERVATION.

ANGINE TONSILLAIRE.

Madame Matignon, âgée de 60 ans, avait depuis la veille des douleurs à la gorge. Cette dame est sujette aux esquinancies tonsillaires.

4 juillet 1842. Cette dame a le pilier gauch^e du palais fort rouge et un peu gonflé... Elle souffre encore, mais moins qu'hier... La flamme d'une allumette de papier, appliquée trois ou quatre fois, derrière l'angle de la mâchoire, a sur-le-champ fait disparaître la douleur et la gêne.

22ᵉ OBSERVATION.

RHUMATISME AIGU.

Septembre 1841. Madame Dumouchel, âgée de 69 ans, éprouvait des douleurs très-vives qui me firent appeler d'urgence. La flamme appliquée douze ou quinze fois sur différentes places des reins, a sur-le-champ diminué les douleurs.

La malade a recommencé une ou deux fois la même application et la douleur s'est entièrement dissipée.

Octobre 1842. La malade a fait disparaître elle-même par ce moyen des douleurs aiguës à la région de l'estomac et à la cuisse droite.

23e OBSERVATION.

NÉVRALGIE.

Madame Wautier d'Halluvin, âgée de 28 ans (14 janvier 1843), est sujette à des douleurs névralgiques très aiguës qui affectent tantôt les membres et le tronc, tantôt les cavités viscérales.

La flamme employée, soit transcurremment, soit immédiatement, la soulage de ses douleurs; elle y a recours toutes les fois qu'elle souffre, malgré la délicatesse profonde de son système nerveux.

24e OBSERVATION.

GONFLEMENT RHUMATISMAL.

Madame Roussel, habitant un rez-de-chaussée humide, est très sujette à des douleurs rhumatismales dans les membres. Elle avait été soulagée par les frictions de pommade ammoniacale d'un gonflement douloureux des genoux.

13 décembre 1842. Elle se plaignit de con-

server des gonflements et des douleurs dans les chevilles du pied droit; je lui conseillai l'usage de la flamme, et le lendemain elle m'assura qu'elle ne conservait ni douleurs ni gonflements de l'usage du moyen que je lui avais indiqué.

25e OBSERVATION.

M. Lacoste m'écrit que son beau-frère, étant rentré chez lui avec des douleurs très vives à la région de l'estomac, aux aines, aux reins avec nausées, il le soulagea immédiatement par le moyen de la flamme qu'il dirigea sur les points affectés de douleurs.

M. Lacoste s'est délivré lui-même d'un mal de gorge violent avec enrouement, au moyen de la flamme qu'il dirigea sur le cou à plusieurs reprises.

26e OBSERVATION

CRAMPES

Madame G..., sexagénaire. En rentrant chez moi, j'entendis les hauts cris que faisait cette dame à l'occasion d'une crampe qui la torturait à la cuisse et à la jambe gauche. Quelques applications de la flamme firent cesser immédiatement toute douleur.

27e et 28e OBSERVATIONS.

ÉPILEPSIE.

M. Prouvost, âgé de 40 ans, a tous les huit jours un accès complet d'épilepsie, précédé de l'aura-epileptica qui commence à la main ou à l'épigastre et est promptement suivi de la chute du corps avec perte de connaissance, convulsions générales, morsures de la langue.

Le traitement sincipital a retardé les accès pendant deux mois : le mieux s'est soutenu bien que le traitement n'ait pu être continué.

Lorsque la flamme est présentée sur les points affectés de l'aura-epileptica, la douleur, la contraction s'évanouissent en grande partie ou entièrement, et l'accès n'a pas lieu.

J'ai obtenu des effets semblables chez Marquand, jeune ouvrier. Ces deux malades n'ont pu continuer à recevoir mes soins parce que le temps leur manque.

Pour les ouvriers, le traitement sincipital ne peut se faire, avec un succès suivi, que dans un établissement public. A l'Hôtel-Dieu, j'étais parvenu à guérir Ménicier, tabletier, qui était affecté d'une goutte-sereine complète par l'effet d'une épilepsie cérébrale. Il a vécu plusieurs années clairvoyant et sans retour de l'épilepsie. Il a succombé à une pneumonie.

29e OBSERVATION.

AFFECTION CHRONIQUE DE L'UTERUS, NÉVRALGIE.

Madame R..., âgée de 34 ans, se trouve dans l'état suivant.

4 janvier 1843. Depuis quatre jours, douleurs aiguës à la tête, derrière les oreilles, autour du cou, avec gonflement.

La flamme fait disparaître tous ces symptômes par une seule application.

La face est habituellement injectée, le front rouge, les yeux rouges, douloureux, larmoyants. Vésicatoire de quelques lignes derrière chaque oreille.

Depuis plusieurs années la malade éprouve à la matrice, douleur, pesanteur, avec un écoulement considérable d'un liquide jaunâtre; ces symptômes n'ont pas cédé à des cautérisations de l'intérieur, faites chaque semaine pendant huit mois, par un chirurgien très habile. Constipation.

Vésicatoire de petites dimensions à la région du sacrum, par la pommade ammoniacale.

25 janvier. Depuis plusieurs jours tous les symptômes sont presque entièrement dissipés, l'écoulement n'est plus jaune et il est à peu près nul.

Le ventre est devenu libre sans l'intervention des laxatifs.

3o^e OBSERVATION.

Plusieurs personnes m'ont déclaré avoir soulagé ou guéri par la flamme, appliquée plusieurs fois sur l'apophise mastoïde, des malades qui souffraient cruellement de dents, affectées de carie ou de névralgie. Jusqu'à présent je ne connais personnellement que fort peu d'exceptions à un semblable résultat, contre les douleurs récentes ou même chroniques.

J'avais remarqué, depuis longtemps, que plus les agents ont un empire étendu dans la nature, plus est grande leur influence thérapeutique. C'est ce que j'ai constaté sous les rapports de la gravité, de la pression atmosphérique, de l'électricité et même du calorique.

J'ai rapporté mon expérience sur la flamme

à trois états principaux qui se remarquent dans les dérangements de la santé : la douleur, la débilité, l'engourdissement ou torpeur. Or, chacun de ces états a des degrés qui jusqu'ici n'ont pas été définis, faute d'expression consacrée aux différentes modifications de l'être affecté. Ainsi, un malade qui éprouve une douleur aiguë, presque permanente, n'a pas d'autre expression au bout d'un ou de plusieurs mois ; la douleur qui était vive, violente, a toujours augmenté, et il lui est impossible de l'exprimer autrement que les premiers jours.

Les médecins pourront fixer l'effet de la flamme dans les modifications de ces différents états. Ils auront aussi à déterminer les applications à faire par analogie, à quoi se prête merveilleusement ce remède, à cause de son innocuité et de la rapidité de son action. Ayant employé la flamme avec succès dans un exemple de petite vérole confluente, alors que toute médication était interdite, tant à l'extérieur qu'à l'intérieur, qui empêchera qu'on n'utilise ce remède dans les différentes éruptions aiguës, et principalement lorsqu'on craint une rétrocession.

Les avantages que la flamme a procurés à des malades atteints de catarrhe laryngé et ca-

tarrhe bronchique, conduisent à l'idée d'atta-
quer de la sorte le croup naissant; plusieurs
fois, avec la ventouse et la pommade ammoniacale, j'ai soudainement dissipé une toux qui
me paraissait avoir les caractères de celle du
croup. Il en arrivera probablement de même
avec la flamme, peu importe que l'évènement
ne révèle qu'un pseudo-croup ou une affection
que n'avait pas la portée de composer une maladie aussi grave. Il suffit de soulager, sauf à
ignorer toujours ce que serait advenue la maladie si on lui avait permis tout son développement.

FIN.

TABLE DES MATIÈRES.

Pages.

Avant-Propos. 3

Première note communiquée à l'Académie royale des Sciences. 6

Effets de la Flamme. 7

Seconde communication à l'Académie royale des Sciences. 9

Discours. 11

§ I. La Gravité. 12

§ II. La Pression atmosphérique. 15

§ III. Le Calorique. 20

PREMIÈRE OBSERVATION.

1. M. Lettu. Douleur rhumatismale et affections diverses. 31

2. Madame la baronne de G... Asphyxie. 40

3. M. le marquis de Prunelé. Débilité sénite. 41

4. Quinville. Sciatique. 41

5. Mademoiselle Flesselle. Cataracte, Érysipèle. 42

6. M. Andelle. Apoplexie, Paralysie. 43

7. M. Jean-Marie Patoche. Goutte-Sereine, Rhumatisme, catarrhe. 44

8. M. de la Pierre. Rhumatisme. 45

9. La femme Gueret. Goutte-Sereine. 45 et 25

10. La femme Boucharet. Goutte-Sereine glaucomateuse. 46

11. Convulsions. 46 et 47

12. M. le comte de S... Surdité, Rhumatisme. 47

13. M. Adam. Rhumatisme aigu. 48

14. Morand. Goutte-Sereine glaucomuteuse. 48

15. Madame Mallet. Goutte-Sereine chronique. 50

16. M. Pellier. Goutte chronique. 29 et 50

17. Madame Carry Mantrand. Gonflement inflam-
matoire. 51

18. M. Gillette. Rougeur érysipélateuse. 51

19. M. de Penarranda. Névralgie. 52

20. Madame Th... Paralysie de la vessie.. 53

21. Madame Matignon. Esquinancie tonsillaire. 54

22. Madame Dumouchel. Rhumatisme aigu. 54

23. Madame Wauter d'Halluvin. Névralgie. 55

24. Madame Roussel. Rhumatisme aigu. 55

25. M. Lacoste. Coliques. 56

26. Madame G... Crampes. 56

27 et 28. Prouvost et Marquand. Épilepsie. 57

29. Madame R... Affection chronique de l'uterus. 58

30. Douleurs de dents et autres. 59

31. Maladies contractées dans l'air dense et guéries dans l'air rare.

32. Maladies contractées dans l'air rare et guéries
dans l'air dense.

Conclusions. 59

EXTRAITS DIVERS

sur le Mémoire du Docteur L. F. GONDRET,

CONCERNANT

LA FLAMME

A PETITES DIMENSIONS.

(Extrait de l'Echo du Monde savant du dimanche 5 mars 1843)

THÉRAPEUTQUE.

*De la flamme à petites dimensions, employée contre
la douleur, la débilité, la torpeur; par M. Louis-
François Gondret, d. m.*

Dans un de nos derniers numéros, nous avons
signalé une application récente du calorique au
traitement des maladies. Il nous était difficile alors
de porter un jugement sur cette découverte, car
nous ne la connaissions que par une courte note,
présentée à l'Académie des sciences. Depuis cette
époque, son auteur, M. Gondret, a réuni en un
petit livre le résultat de ses recherches sur l'application médicale de la flamme à petites dimensions.
Nous pouvons donc aujourd'hui nous faire une
idée plus juste de ces curieux travaux et quoique
une commission de l'Académie ait été nommée
pour les examiner, nous nous permettrons d'en
dire ici quelques mots, car nous savons avec quelle
promptitude procèdent les commissions acadé-
miques.

1843

Avant d'étudier l'application d'un corps, besoin
est de se demander : Qu'est-ce que ce corps?
Qu'est-ce donc que le calorique? Est-ce un fluide
élémentaire, différent de l'électricité, ou est-ce une
simple modification du fluide électrique? Toutes
les savantes recherches de nos physiciens ne sont
pas encore parvenues à résoudre ces profondes
questions. Il faut prendre le calorique tel qu'il
existe sans trop s'inquiéter des théories qui lui
assignent tel ou tel rang dans la physique; il faut
l'étudier, comme l'a fait M. Gondret, en étudiant
ses propriétés par rapport à nous. Cependant
l'opinion qui rapproche le calorique de l'électricité
pourrait, peut-être, prendre quelques preuves
dans les résultats thérapeutiques obtenus par
M. Gondret. Ce médecin a vu la flamme, appliquée à petites dimensions sur la peau, produire
une excitation nerveuse et musculaire, analogue,
selon nous, aux effets de la pile de Volta. Ce simple
fait, aperçu par un homme qui plusieurs fois déjà
a donné des preuves de son savoir et de son excel-
lente observation, est devenu l'origine d'une application thérapeutique importante. En effet, la
flamme vient d'être employée avec succès par
M. Gondret contre les douleurs rhumatismales ou
goutteuses, des crampes violentes, certaines paralysies, des engourdissements, etc., etc. Les résultats de ce savant se rapprochent donc beaucoup
de ceux qu'on obtint des premières découvertes
de Volta. L'on sait que plus tard M. Mariani guérit

complètement plusieurs paralysies par des dé-
charges électriques successives très rapides. Il eut
soin cependant de graduer peu à peu leur intensité et de prolonger les effets pendant plusieurs
jours et quelquefois pendant plusieurs semaines.
Les résultats fournis par le calorique et l'électricité possèdent donc une similitude parfaite. Mais
un fait plus curieux encore, c'est une expérience
de M. Gondret, analogue sous mille rapports à
celles faites par MM. Magendie, Andral, Roulin
et Pouillet.

M. Gondret asphyxia deux lapins par des chocs
imprimés sur l'occiput, abandonna l'un d'eux aux
suites de la contusion et il mourut, tandis que
l'autre fut promptement rétabli par la flamme dirigée sur les différents points de la colonne vertébrale. Or les savants dont nous venons de citer les
noms ont reconnu dans le cours de leurs recherches que les animaux asphyxiés sont promptement
rappelés à la vie dès qu'on les met entre les deux
pôles de la pile; ils ont même ranimé des lapins
asphyxiés depuis plus d'une demi-heure. Si l'on
continuait à chercher encore des analogies, on en
trouverait de bien plus nombreuses.

Du reste, la découverte de M. Gondret ne
repose pas sur des faits vagues et sans importance
scientifique. Trente observations recueillies avec
soin et analysées avec intelligence viennent témoi-
gner des heureux résultats du traitement par la
flamme, résultats confirmés encore par des ré-

flexions sur l'influence thérapeutique de la gravité et de la pression atmosphérique. — Espérons que les médecins ne laisseront pas passer ces travaux sans y chercher un moyen de guérison contre tant de maladies si difficiles à faire disparaître. C'est en répétant eux-mêmes les expériences de M. Gondret qu'ils s'assureront de l'efficacité de sa méthode et la perfectionneront, sans cependant enlever à l'auteur la gloire de l'idée première.

E. F.

Quelques détails sur les résultats obtenus dans le traitement de certaines maladies par l'emploi de la flamme à petites dimensions, par le docteur L. F. Gondret.

Dans un Mémoire que j'ai publié dernièrement, j'ai communiqué des faits qui démontrent l'utilité de la flamme à petites dimensions, contre la douleur, la débilité, la torpeur. J'ai continué à recevoir des renseignements précieux sur l'effet de ce remède dans la classe laborieuse; *plusieurs ouvriers, assez souffrants pour ne pouvoir travailler, ont été, par ce moyen, affranchis de leur douleur et mis en état de faire leur journée.*

Les derniers froids ont produit beaucoup de rhumatismes d'une grande violence; la flamme n'a pas eu la propriété de les dissiper complètement; mais elle a concouru à produire une prompte guérison, étant associée à la ventouse et à la pommade ammoniacale.

L'expérience a dévoilé une nouvelle propriété
de la flamme. On sait que beaucoup de maladies
sont compliquées d'insomnies; il y a une classe de
remèdes affectés à ce symptôme. Les narcotiques
rendent de grands services, sous ce rapport; mais
leurs avantages sont presque tous atténués par une
conséquence de leur application, *la torpeur*. D'ailleurs, il est des malades qui sont affectés d'une
manière si fâcheuse de la moindre dose de narco-
tique, que cette médication ne leur est pas appli-
cable sans danger.

C'est dans de semblables occurrences que la pré-
sentation médiate et transcurrente d'une flamme
d'un à deux pouces de dimension, s'est montrée
très efficace chez plusieurs malades. Sur l'un d'eux
le phénomène thérapeutique est extrêmement remarquable : cette personne est tombée dans le
marasme par l'action simultanée de plusieurs affections. Des atteintes morales quotidiennes viennent d'ailleurs entraver les fonctions et inspirer
une inquiétude malheureusement trop fondée de
voir cette personne succomber à tant de maux.
Or, la flamme présentée devant l'épigastre, favorise la digestion en même temps qu'elle met fin
à une sensation de pesanteur qui suit l'ingestion
de quelque aliment. Une flamme *semblable promenée devant la poitrine et la région de l'estomac, produit, presque soudainement, une sensation agréable de
chaleur qui ne tarde pas à être suivie d'un sommeil
calme de plusieurs heures. Ce phénomène se répète*

chaque soir depuis plus de deux mois; on ne peut douter que l'effet ne soit dû à ce genre de remède, parce que si quelque circonstance s'oppose à ce qu'il soit administré, il n'y a point de sommeil jusqu'au moment où l'omission est réparée. Enfin, les résultats de cette médication sont tellement salutaires, que les craintes subsistant, depuis plus d'un an, d'une terminaison funeste de la maladie, font place à l'espérance de voir la malade reprendre des forces et recouvrer la santé.

Si l'on est de prime abord étonné de la proposition de la flamme, comme remède, à cause de sa vulgarité comme procédé domestique, on éprouve au contraire une surprise agréable de recevoir du soulagement d'un moyen aussi simple : on est ainsi naturellement amené à réfléchir sur le résultat.

En effet, beaucoup de circonstances nous rendent le calorique nécessaire, soit lorsque nous éprouvons du réfroidissement, soit fin grand nombre de besoins domestiques.

Or, il y a plusieurs particularités de notre organisation qui tendent à expliquer tous ces effets de la flamme.

1° Le corps humain est pourvu d'une quantité de calorique qui est évaluée à 38° centigrades;

2° Cette quantité nous est absolûment indispensable; la plupart des maladies et même la mort dépendent de sa diminution ou de sa perte;

3° Cette quantité de calorique rayonne continuellement dans l'espace à cause de la tendance permanente du calorique à se mettre en équilibre avec les corps ambiants;

4° Vivant dans un milieu d'une température inférieure à celle de notre corps, dans l'air atmosphérique, l'émission perpétuelle de notre calorique exige une réparation permanente et proportionnelle;

5° Le calorique du corps humain est incessamment renouvelé : 1° 18 à 20 fois par minute, dans l'acte de la respiration, par la combinaison de l'oxigène de l'air avec le sang veineux (pour les huit dixièmes, selon M. Despretz); 2° les deux autres huitièmes par l'acte de la digestion (selon le même savant).

Or, la flamme étant identique, tant au calorique du corps humain qu'à celui qui est répandu dans l'ample sein de la nature, il ne doit pas paraître étonnant que cette homogénéité la rende apte à réparer la perte de notre calorique et d'autres dérangements de la santé qui peuvent dépendre de l'état thermométrique du corps. Nous avions vu la flamme dissiper la douleur, la faiblesse, la torpeur; nous avons constaté depuis qu'elle favorise toutes les fonctions et particulièrement *la locomotion, la parole, le sommeil, la digestion.*

Ainsi le calorique objectif rétablit l'équilibre altéré du calorique humain, et favorise les différentes fonctions qui s'exercent sous l'empire de cet

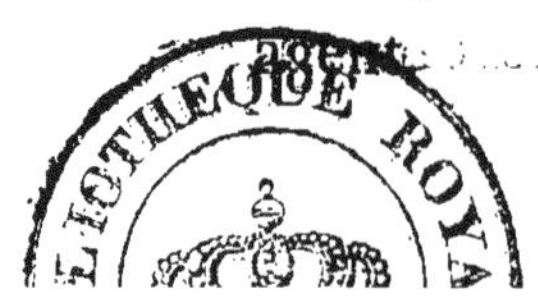

De même, un air pur répare les altérations déterminées par un air vicié; de même, lorsque le fluide électrique, propre au corps humain, n'anime plus dans une proportion convenable, et les nerfs et les muscles, un courant artificiel de fluide électrique dissipe la paralysie et rétablit le mouvement; de même encore, l'appétit des liquides est apaisé par la boisson de l'eau; ces différents agents, le calorique, l'air atmosphérique, le fluide électrique, l'eau, etc., agissent en qualité d'agents homogènes, et par conséquent ils constituent une division naturelle des agents thérapeutiques en homogènes et en hétérogènes.

En effet, la plupart des médicaments sont des corps hétérogènes, plus ou moins vénéneux; en conséquence, ils ne sauraient être mis à la disposition des malades comme cela se peut de la flamme à petites dimensions; aussi a-t-il fallu des travaux très suivis et très ingénieux pour les adapter à la santé de l'homme; or, il a suffi de l'observation et du raisonnement pour faire l'application de la flamme aux maladies; mais fort heureusement cette simplicité semble ajouter un mérite au remède en le mettant à la portée de tous ceux qui souffrent sans aucune chance regrettable.

Il est peut-être à propos de remarquer que de tout temps on s'est servi du froid, c'est-à-dire du calorique à une température basse contre certains états morbides. On tire de nos jours un assez grand parti de ce procédé, et même nous devons un excellent traité du froid à un de nos compatriotes M. le docteur de Lacorbière.

De tout temps aussi le calorique à une haute concentration, la cautérisation, a eu des partisans très-éclairés : Hippocrate, C. Celsus, Prosper Alpinus, notre Percy. C'est en mettant à profit l'expérience de ces grands maîtres, que j'ai recueilli de l'emploi du feu la guérison de beaucoup de maladies qui ne sont réputées incurables que depuis la négligence dans laquelle on est tombé sous ce rapport ; je l'ai constatée, cette guérison, nombre de fois dans la manie, l'épilepsie, la goutte sereine, la cataracte, les inflammations chroniques du poumon, du cœur, de l'estomac, de la matrice, etc. En effet, la cautérisation produit des effets si certains et si efficaces qu'il n'y aurait pas de remède plus employé, si son aspect et les préjugés dont on l'a entouré ne fascinaient l'esprit des malades. J'ai démontré, il y a plus de vingt-cinq ans, qu'on peut retirer de la pommade ammoniacale des avantages comparables à ceux du feu ; cependant l'ammoniaque produit une douleur plus prolongée que le feu ; mais la couleur blanche qui revêt ce remède n'effraie pas le malade comme la couleur rouge du cuivre incandescent. Espérons que la flamme à petites dimensions élargira la voie dans laquelle ces deux moyens ont la propriété d'être utiles à l'humanité.

Extrait du répertoire du progrès médical.
(1ʳᵉ Année. — Nᵒ 2, Mars.)

*De la flamme de petites dimensions employée contre
la douleur, la débilité, la torpeur, etc., par
L. F. Gondret.*

Dans cet opuscule, notre savant confrère le docteur Gondret, déjà si avantageusement connu
dans le monde médical, a cherché à établir, en
s'appuyant sur des expériences qui lui sont pro-
pres, que la flamme à petites dimensions, appliquée médiatement ou immédiatement sur la peau
par le moyen d'une allumette de bois, de papier,
etc. en ignition, pouvait produire des effets fort
avantageux dans bien des cas, et qu'elle amoin-
drissait ou même dissipait assez promptement

1° La douleur naissante qui se rapporte au
rhumatisme, à la goutte, à la crampe, au catarrhe, à l'inflammation et à l'aura epileptica ;

2° La débilité provenant de la fatigue, de l'asphyxie, de la paralysie et de l'âge.

3° L'engourdissement ou la torpeur.

Nous croyons rendre service aux praticiens en
leur signalant la brochure du docteur Gondret,
car les faits qu'il avance méritent de fixer l'attention.

(1) Brochure in-8. Se trouve chez l'auteur, rue Saint-Honoré, 367, et
chez tous les libraires.

REVUE SYNTHÉTIQUE,

Rue de Seine-St-Germain, 57, par M. Victor Meunier.

(Tome second, N° 3. — 30 Juin 1843.)

Revue médicale de l'action électro-galvanique de certaines applications thérapeutiques, par le docteur CONSTANCIO.

Parmi les agents les plus puissants, il faut compter en première ligne le feu, de quelque manière qu'il soit appliqué, soit au moyen du fer incandescent, du moxa, de la flamme, etc. Dans toutes les applications de ce puissant élément à la surface du corps vivant, il faut distinguer : 1° la combustion plus ou moins profonde de la partie et la douleur éprouvée ; 2° l'effet intérieur, et 3° les effets consécutifs de l'irritation locale. Le premier est peu important et passager : *la douleur n'a aucune action curative*, et c'est pourquoi celle que causent les moxas, dit japonais, qui forment une grande quantité de cloches superposées et comprimées, est un inconvénient de cette puissante et utile application. L'action subséquente du feu est très importante, et, dans la plupart des cas, aussi prompte qu'efficace. Il suffit pour s'en convaincre, de citer les brillants succès obtenus par M. Gondret dans plusieurs maladies graves, telles que l'épilepsie, la goutte-sereine, la cataracte, etc. On voit céder cette dernière maladie, qu'elle soit plus ou moins enveloppée, mais non complète, ou qu'elle soit opérée sans succès ; mais ces résultats le docteur Gondret ne les obtient pas seulement par l'usage instantané du feu, par l'usage moins rapide de la pommade ammoniacale ; il soutient encore la grande efficacité de ces agents au moyen des ventouses si vantées par Hippocrate et par Celse, soit pour arrêter les hémorragies utérines, soit pour faire couler les règles; dans le premier cas, en appliquant les ventouses au dos, et dans le second, aux aines ou aux cuisses. — L'action révulsive et dérivative ne peut être attribuée qu'à l'impression faite par le feu sur les nerfs du système ganglionaire, et cette impression est incontestablement électrique; car on sait que la flamme des corps est positive ou négative, suivant qu'ils sont eux-mêmes doués de l'une ou de l'autre de ces modifications de l'électricité. En général, la flamme qu'on applique dans ces cas est positive, et l'état des nerfs négatif. Or, l'hémorragie ne peut s'arrêter que par la contraction des vaisseaux sanguins, et l'aménorrhée ne se guérit que par leur dilatation; les deux effets sont également dus à l'influence nerveuse, agissant sur les tissus contractiles des artères.

Les alkalis caustiques agissent d'une manière analogue et jouissent de même de l'électricité positive. Le docteur Ducros a obtenu des effets merveilleux de l'application de l'ammoniaque à l'arrière-bouche, dans des cas d'asthme, de catarrhes rebelles, de surdité, dans de violents maux de dents et autres affections semblables. Le docteur Gondret a guéri un nombre considérable d'amauroses et de cataractes au moyen de ses applications ammoniacales, comme il a dissipé presque subitement des accès de goutte, de sciatique, et même les accès de fièvre tierce par l'application des ventouses.

Imprimerie de A. APPERT, passage du Caire, 9.